Серия «Чудо медицины Пророка ﷺ»

Ибн Мирзакарим ал-Карнаки

ЛЕЧЕНИЕ СИВАКОМ

САМЫЙ ЭФФЕКТИВНЫЙ СПОСОБ УХОДА ЗА ЗУБАМИ

Москва — Санкт-Петербург
«ДИЛЯ»

УДК 297
ББК 86.38
К 30

Уважаемые читатели!
Относитесь с почтением к этой книге, не используйте ее в недостойных целях и не храните в неподобающих местах, ибо в ней упоминается имя Создателя и аяты Священного Корана.
За добро ваших сердец воздастся вам добром!

Данная книга не является учебником по медицине.
Все рекомендации, приведенные в ней, следует использовать только после согласования с лечащим врачом.

Генеральный директор
издательства «ДИЛЯ» *И. С. Раимов*

Ибн Мирзакарим ал-Карнаки

К 30 Лечение сиваком. Самый эффективный способ ухода за зубами. — СПб.: «Издательство «ДИЛЯ», 2012. — 64 с.

Серия: *«Чудо медицины Пророка ﷺ»*

ISBN 978-5-88503-878-2

Это книга о маленькой чудо-палочке, которая помогает поддерживать здоровье, рекомендованной 14 столетий назад Посланником Аллаха ﷺ. Современная наука продолжает исследования этого чуда и все больше и больше удивляется его уникальным свойствам.

ISBN 978-5-88503-878-2

بِسْمِ اللّٰهِ الرَّحْمٰنِ الرَّحِيمِ

Во имя Аллāҳа, Милостивого, Милосердного!

ПРЕДИСЛОВИЕ

Сивак (мисвак) — это чистка зубов и то, чем чистят зубы, удаляют остатки пищи и снимают налет.

Посланник Аллāҳа Муҳаммад ﷺ сказал:

السواك مطهرة للفم مرضاة للرب

Сивак — это очиститель рта и угождение Господу.

(Ал-Бухари)

В Исламе все имеет значение и смысл, и все регулируется для нашего же блага Всевышним Аллахом, и даже за малое одобряемое дело можно получить великое вознаграждение... Ислам вообще придает большое значение гигиене и чистоте. В Коране говорится, что «Бог любит чистых людей». Один из хадисов (изречений) Пророка Муҳаммада гласит: «Чистота — это половина веры».

Сивак появился в медицине во времена Пророка ﷺ, а затем пришла современная медицина для того, чтобы подтвердить пользу сивака для рта и зубов, а также другие его преимущества, касающиеся здоровья организма в целом.

В свете сказанного мы решили уделить этому маленькому, но очень важному гигиеническому предмету особое внимание. В данной книге мы подробно расскажем о важности сивака для поддержания чистоты, приведем некоторые хадисы, исторический очерк о сиваке и результаты медицинских исследований этого предмета. То, что современная медицина день за днем обнаруживает в сиваке, — это дополнение к исследованиям и изучениям, которые рассказывают о сиваке и его бесчисленных полезных свойствах, которые были уже известны 14 веков назад.

Применение сивака важно с точки зрения религии Ислам. А это — причина угодить Аллāẖу, это то, что восхищает ангелов и побуждает к чтению Корана, поминанию Аллāẖа и молитве.

Сивак никогда не перестанет быть центром всеобщего внимания врачей и исследователей повсюду, и они не перестанут черпать из его полезных свойств и необыкновенных качеств.

Мы просим Аллāẖа, да пребудет чистым Имя Его, содействовать нам в представлении некоторой части этих свойств, чтобы и стар, и млад мог извлечь из этого пользу.

Да благословит Аллāẖ Муẖаммада ﷺ, и тех, кто был рядом с ним, и его сподвижников.

Я — сивак, сын дерева арак. Мое дело — чистые зубы. У меня приятный запах, я легок весом и быстро подчиняюсь. Меня любит каждый хороший человек и сторонится каждый дурной. Меня не стесняются женщины и не ревнуют ко мне мужчины. Обо мне складываются стихи, а мой ствол всегда искусно выделан. Мое место обитания — карманы людей, где я длиннее ручек. Мой хозяин кладет меня в самое лучшее место. Но Царь всех царей подверг меня испытанию иметь дело с невежественным человеком, который не жалеет сил в выражении своего презрения ко мне и унижении моих возможностей. Он кладет меня в свой карман только для красоты, но предпочитает использовать сигареты. И лучше не спрашивай меня о моих делах. Я — говорю правду — возненавидел общение с ним. Его рот всегда гниющий, зубы — пожелтевшие, губы — посиневшие. Но моя сущность обладает душой и разумом и призывает вас следовать хадису Посланника ﷺ, когда он сказал, что я — «очиститель рта и угождение Господу».

ЧТО ТАКОЕ СИВАК

Лексическое значение слова *саук* в арабском языке обозначает «отклонение» и «движение». Например, можно сказать о толпе, используя слово *тасааук* (производное от *саук*), что она заволновалась и пришла в движение.

Ан-Навави сказал, что в языковом значении слово *сивак* (السوَاك) применяется как к глаголу [то есть отглагольному имени] и обозначает массирование и трение, так и к самому предмету, которым выполняется действие и который называют сивак.

Говорится «Он почистил рот» (ساك فاه) , «Он чистит его» (يسوكه), можно также сказать «Он почистил» (إستاك) — как производное от слова (ساك) «тереть что-либо», то есть массировать.

Это же понятие применяется к сучку дерева или зубной щетке, которыми можно массировать зубы для удаления с них налета и т. д.

Однако в терминологии это слово употребляется только в отношении части сучка дерева, или корня дерева, или же всего того, что подпадает под определение «сивак» с целью массирования зубов для устранения желтизны и налета.

Любое массирование, выполняемое какой-либо грубой вещью, подходящей для удаления остатков пищи и отбеливания, а также для избавления от постороннего запаха во рту, входит в понятие «сивак». К таким материалам относятся палочки из корней дерева арак, оливкового дерева и других. Нежелательно использовать для сиваков незнакомые деревья во избежание вреда, так как среди них встречаются содержащие яд и другие опасные включения.

Ан-Навави сказал: «Желательно, чтобы массирование зубов выполнялось сучком от дерева арак или же тем, что может убирать нежелательные изменения в полости рта и выполняет роль сивака, как-то: кусочек грубой тряпки или же другие материалы, обладающие абразивными и чистящими свойствами».

Сивак изготавливается из дерева, которое называется арак. Что же касается научной терминологии, то оно называется Salvadora persica и относится к семейству араковых. Это многолетнее дерево, оно произрастает в условиях субтропического климата, имеет ветки, покрытые листьями, особенный запах и острый вкус вследствие наличия в нем веществ, по свойствам близких к свойствам горчицы, обладающей способностью убивать микробы в полости рта и препятствовать отложению известкового налета на зубах.

Арак встречается на Синайском полуострове, в Судане, в Восточной Индии, в Саудовской Аравии, в Йемене, в Африке.

На это дерево похоже дерево гранат. Арак вечнозеленый во все времена года. Его листья имеют насыщенный зеленый цвет; цветы — мелкие, белого цвета; плоды — в виде гроздьев наподобие винограда. Во взрослом состоянии арак может занимать очень большую площадь. Существует один экземпляр, который обилием своей кроны напоминает лес. Листья этого дерева блестящие; стебли морщинистые, светло-коричневого цвета. У этого дерева используется сердцевина корней, которые выкапываются из земли. Затем они сортируются в зависимости от их объема, нарезаются в соответствии с их толщиной и продаются пучками на рынках и в других местах.

После извлечения корень может использоваться сразу же или высушивается и хранится в месте с пониженной влажностью. Перед применением один из концов сивака нужно раздробить каким-либо острым предметом. Если используются высушенные сучки, то перед применением раздробленный конец опускается в воду и потом им массируют зубы. Использование подготовленного кончика продолжается, пока он не ослабнет или не износится, затем кончик отрезается далее, и следующая часть кончика готовится для использования. И так — пока не будет использован весь.

Сивак использовался жителями Вавилона уже 7000 лет назад, вслед за ними его использовали греки и римляне. Для тех же целей применяли его евреи и египтяне.

В Африке в качестве сивака используют дерево лимон и апельсин, подобно тому, как афроамериканцы использовали корни дерева кассия. На Шри-Ланке применяются растения семейства стручковых, на Индийском полуострове — азадирахта индийская.

Что касается сучков арака, то они полностью соответствуют требованиям, которым должен отвечать сивак. Передается, что однажды ʻАли ибн Аби Талиб ﷺ зашел к своей жене Фатиме аз-Захра ﷺ, дочери Посланника Аллāха ﷺ, и увидев у нее во рту сучок арака, которым она массировала зубы, прочитал ей шутливые стихи о своей ревности к сиваку.

Существует также рассказ о том, что в одном из первых сражений мусульмане были удивлены тем, что к ним никак не приходит победа, и не понимали причины этого. Но, однако, упорно сражались и все ждали победу. Наконец вышел один из них и сказал:

— О Господь наш, это, наверное, потому, что мы не пользовались сиваком.

Но на месте сражения они не нашли дерева арак, из которого можно взять сивак, и сказали:

— Мы возьмем его из другого дерева, которое годится для изготовления сивака.

Стали искать и нашли дерево наподобие арака, извлекли его корни, разделили их на части — и почистили ими зубы.

А в это время враг послал к ним своего шпиона, и тот увидел, как мусульмане чистят свои зубы. Он вернулся к своим, весь дрожа, и сказал им:

— Воистину, мусульмане точат свои зубы, чтобы съесть нас.

И опустил Аллāх̣ в их сердца страх — и они убежали. И таким образом мусульмане одержали победу.

РУКОВОДСТВО ПРОРОКА ﷺ ПО ИСПОЛЬЗОВАНИЮ СИВАКА

Хадисы о сиваке

Со слов Абу Хурайры ؓ, Пророк ﷺ сказал:

لو لا ان اشق على امتي لامرتهم بالسواك مع كل صلاة

Если бы это не было трудно для моего народа, то я приказал бы им пользоваться сиваком с наступлением каждой молитвы. (Ахмад)

В другом пересказе:

عند كل وضوء

При каждом омовении. (Ал-Бухари)

Посланник Аллāха ﷺ сказал:

عليك بالسواك فإنه مطهرة للفم، مرضاة للرب

Ты должен пользоваться сиваком, воистину, это — очиститель рта и угождение Господу. Передал Ибн Маджа со слов Аби Амаамы. (Ал-Байхаки и Ал-Бухари)

Со слов Таммам ибн ал-‘Аббаса ﵁, Пророк ﷺ сказал:

مالي أراكم تأتوني قلحاً؟ استاكوا

Что со мной? Когда вы приходите ко мне, я вижу у вас на зубах зубной камень. Чистите рот! (Ахмад)

Со слов Анаса ﵁, Пророк ﷺ сказал:

لقد أكثرت عليكم بالسواك

Уже много раз было потребовано от вас пользоваться сиваком. (Ал-Бухари)

Со слов Джабира ибн ‘Абд Аллāҳа ﵁, Пророк ﷺ сказал:

ركعتان بالسواك أفضل من سبعين ركعة بدون سواك

Два рак‘ата, перед которыми использовался сивак, лучше, чем семьдесят рак‘атов без сивака.

Со слов Хузайфы ибн ал-Йамана ﵁, который сказал:

كان رسول الله صل الله عليه و سلم إذا قام ليتهجد يشوص فاه بالسواك

Посланник Аллāҳа ﷺ, когда вставал на ночную молитву, чистил рот сиваком. (Муслим)

Со слов Айши ﷺ:

أن النبي صل الله عليه و سلم كان يوضع له وضوؤه و سواكه فإذا قام من الليل تخلى ثم استاك

Для Пророка ﷺ готовилось все необходимое для омовения и чистки рта, и, когда он вставал ночью на молитву, то после того, как справлял нужду, чистил свой рот. (Рассказал Абу Дауд)

Ибн Маджа пересказывает это так:

كنا نعد لرسول الله صل الله عليه و سلم ثلاثة آنية مخمرة من الليل، إناء لطهوره و إناء لسواكه وإناء لشرابه

Мы готовили для Посланника Аллāх̣а ﷺ с вечера три посуды: одну посуду для омовения, другую — для чистки рта и третью — для питья.

То же самое Муслим передает так:

وكان أهله صل الله عليه و سلم نعدونله سواكه و طهوره

Аиша сказала, что они готовили для него ﷺ то, что необходимо для чистки рта и омовения.

Со слов Айши ﷺ, которая сказала:

كان النبي إذا دخل بيته بدأ بالسواك

Пророк, когда входил в свой дом, то начинал с сивака. (Муслим)

Таким образом, сивак, как мы уже узнали, это часть природы и естественной сути, и это подтверждено тем, о чем передает Муслим со слов Пророка ﷺ:

عشر من الفطرة .. وعد منها السواك

Десять вещей относятся к природному естеству... и сивак из них.

Али ибн Абу Талиб сказал:

طيبوا أفواهكم بالسواك فإنها طرق القرآن

Делайте свои рты приятными с помощью сивака, воистину, это пути Корана. (Передал Ибн Маджа, а Ас-Сиюты сказал, что предание относится к разряду хороших, а Ал-Альбани подтвердил его в *Сахих ал-Джамиа ас-сагир* (Насыр ад-дин ал-Альбани)

От Абу Бурды, со слов его отца, который рассказал:

أتيت النبي صل الله عليه و سلم فوجدته يستن بسواك بيده، يقول: أُع أُع، و السواك في فيه كأنه يتهوع

Я пришел к Пророку ﷺ и застал его чистящим рот сиваком, который был в его руке, а сивак находился у него во рту, и в это время он произносил «угх-угх», как будто бы он хотел изрыгнуть. (Бухари)

И также с его слов, со слов Аби Мусы, который рассказал:

دخلت على النبي صل الله عليه و سلم و طرف السواك على لسانه

Я зашел к Пророку ﷺ и увидел кончик сивака на его языке. (Муслим)

Благородное руководство Пророка в способах использования сивака также включает в себя процедуру очищения языка. Ибн Хаджар ал-Аскаляни говорит:

جعل رسول الله السواك على طرف لسانه

Посланник Аллāḥа поместил сивак на кончик языка, как это сказано у Муслима.

Далее Ибн Хаджар ал-Аскаляни продолжает:

«Под кончиком языка подразумевается его внутренняя часть, как это толкует Ахмад. Чистка языка происходит по направлению к верху, вглубь, и поэтому сказано, что Пророк как будто пытается изрыгнуть, то есть это действие сопровождается звуками, подобными тем, которые слышатся, когда человека рвет. Конечно, это сравнение имело место в преувеличенном виде. Из этого мы делаем вывод, что сиваком чистится вся поверхность языка. Что касается зубов, то лучше всего, чтобы их чистка происходила в поперечном направлении». (*Фатх ал-бари*)

Отсюда становится ясным смысл слов о кончике языка, то есть имеется в виду внутренний конец. Понятно, что если трогать эту часть чем-нибудь, это вызовет желание к рвоте, и это как раз то, что произошло с Посланником Аллāḥа ﷺ, когда он произносил звуки: *у‘-у‘*.

Сейчас научно доказано, что язык — самое продуктивное место во рту для произрастания самых различных видов вредоносных бактерий, вследствие чего на его поверхности протекают гнилостные процессы, особенно на задней части языка (корне языка), так как его передняя часть постоянно трется о зубы и верхнее нёбо, что способствует ее регулярному очищению от этих бактерий.

Даже невооруженным глазом можно заметить, что верхняя поверхность языка полностью покрыта отчетливыми глубокими трещинками. Нет сомнения, что в эти трещинки забивается много мелких крошечек от пищи и напитков, которые впоследствии загнивают, что приводит к дурному запаху изо рта.

Также вкусовые рецепторы, которые покрывают переднюю часть языка, имеют более мелкую испещренность в противоположность задней части языка (корню языка), где трещинки языковых рецепторов большей глубины и более развиты. Нет сомнения, что вредоносные бактерии устремляются внутрь организма человека с каждым предстоящим приемом пищи. Эти бактерии могут даже способствовать некоторому изъязвлению языка.

Что говорит современная медицина

Что касается способа очищения языка, то уже существует Интернет-страница www.animated-teeth.com, которая является одной из научных страниц о болезнях рта и зубов. Ее тема — это наилучшие способы очистки и защиты рта и зубов.

Там можно найти многочисленные способы очистки внешней поверхности языка. У каждого из этих способов одна и та же цель — удаление бактерий и налета, которые скопились на языке.

При очищении языка не важно, какой из способов вы выберете, важно очистить самую далекую его часть.

Не нужно пугаться позывов к рвоте, сопровождающих эту процедуру, так как это естественная реакция. По истечении некоторого времени это чувство уменьшится.

Приведенный хадис опередил всех ученых, подтверждая необходимость чистки языка настолько тщательным образом, что это вызывает рвоту и что этот способ является необходимым для защиты от последствий деятельности вредоносных бактерий во рту, которые вызывают различные виды воспалений десен и полости рта.

Современная наука уже доказала эффективность сивака в отношении предохранения зубов от гниения и кариеса, и это то, что подтвердило слова Пророка ﷺ, когда он старался всячески сохранить культуру использования сивака.

В этом — большое доказательство пророческого чуда, культуры, которая вошла в обиход более чем 1400 лет назад. Кто научил этому неграмотного Посланника и Пророка ﷺ? В Коране говорится:

إِنْ هُوَ إِلَّا وَحْيٌ يُوحَى

И речи ведет он не по прихоти [своей]: они (то есть речи) — лишь Откровение, возвещенное ему властелином силы (то есть Джибрилом), обладателем мощи. (53:3–5)

Ученые Ислама разошлись во мнениях в отношении использования пальца в качестве сивака: можно ли заменить сивак пальцем?

Ан-Навави сказал: «Что касается пальца, если он гладкий, то не может быть достигнута цель, для которой применяется сивак, — и это бесспорно». Если палец грубый, то есть различие во мнениях. Но наиболее правильная и наиболее известная точка зрения на это — невозможность выполнения с помощью пальца той процедуры, которая входит в понятие «сивак». В защиту пальца есть высказывание, что человек с помощью пальца может достичь того результата, на который заранее рассчитывал, то есть не более того. И это — мнение судьи Хусейна, а также Ал-Багави и Ар-Руяни в книге *Ал-Бахр*.

Нет сомнения, что использование зубной щетки и зубной пасты входит в понятие «сивак». Преимущество зубной щетки в том, что человек может легко прочистить ею внутреннюю поверхность зубов, а в зубной пасте содержатся чистящие и дезинфицирующие вещества.

Что касается очищения зубов металлическими инструментами и подпиливания их пилочками, то этого делать нельзя, потому что подобные процедуры ослабляют зубы и приводят к их растрескиванию. А так как поверхность зубов после этого становится шершавой, то на ней легко скапливается зубной налет.

Во времена древних римлян и до Средних веков был распространен обычай полоскания зубов мочой. На территории Древнего Рима предпочитали мочу, которую привозили из Испании, а если не могли, то заменяли ее мочой быков. Некоторые лекари в Европе для очищения зубов рекомендовали жевание сердца змеи, или гадюки, или мыши хотя бы один раз в месяц.

Сивак же до сих пор остается идеальной натуральной зубной щеткой, снабженной очищающими и дезинфицирующими веществами, которые дал нам наш Господь и которые превосходят эффективность искусственных зубных паст. Самое важное из этих преимуществ в том, что действие зубной пасты продолжается не более 20 минут, а затем все возвращается в прежнее состояние. Сивак же сохраняет эффсктивность своего действия, как минимум, в течение 2 часов.

Подводя общий итог, можно сказать, что религия заботится и о душе, и о теле и не предпочитает одно другому. Этот совершенный предмет дан, чтобы мусульманин мог жить жизнью, в основе которой лежит равновесие между душой и телом. И, безусловно, сюда относится чистота рта и зубов и влияние их на общее здоровье человека.

Доктор Махмуд ал-Аккам говорит в своем предисловии к книге «Сивак на аптечных весах»:

> Ислам — это замечательное сочетание двух сторон, законы и положения которого распространяются на все, что следует за ним, и на все,

что руководствуется его понятиями и чем он управляет. Две стороны Ислама заключаются в том, что есть очевидное и понятное и есть то, что можно только проверить; есть форма и есть сущность. Забота обо всем этом, без каких-либо излишеств и злоупотреблений, помогает человеку соблюдать постоянную чистоту и опрятность, а рот — это часть его тела, место проистекания приятных, хороших слов, к которым призывает Ислам, основывая на этом религию.

И какая же огромная разница между приятным словом, исходящим из чистого и опрятного рта, части тела, доступной взору каждого, и тем же словом, которое исходит из запущенного рта, когда красота слов смешивается с запахом, отвергаемым самой природой человека.

Все это — часть Ислама, в котором в равновесии находятся душа и тело, чтобы человек всегда пребывал в чистом и опрятном состоянии, и в том, что доступно взору, и в том, что скрыто от глаз, чтобы снискать довольство Аллāҳа, да пребудет чистым Имя Его.

Таким образом, чистота — это часть веры и возможность жить с теми, кто вокруг тебя, с доверием к ним; в чистоте, опрятности и с верой в Аллāҳа.

Взгляд на сивак с точки зрения мусульманского права

Сивак — это то, что пришло к нам от Пророка ﷺ, а значит, поощряется и одобряется без каких-либо специальных условий — согласно высказыванию Посланника Аллāҳа ﷺ:

لو لا أن أشق على أمتي لأمرتهم بالسواك عند كل صلاة

Если бы я не боялся быть в тягость моему народу, то приказал бы использовать сивак перед каждой молитвой.

Некоторые знатоки мусульманского права подтверждают, что между ними нет разногласий в достоверности этого хадиса, побуждающего к его использованию в рамках мусульманского права.

Ибн Кудама в своей книге *Мугни* упоминает, что Исхак ибн Рахавайх и Дауд аз-Захири сказали о сиваке, что необходимость его использования выражена в форме приказа, а приказ диктует нам обязательность исполнения.

Однако люди ориентируются на то, что это — *суннат*, а вовсе не обязанность, указывая на вышеприведенный хадис. При всем этом сивак — часть процедуры, безусловно, одобряемой в любое время. Его использование подтверждено как перед началом омовения, молитвы, чтения Корана, так и при каких-либо нежелатсльных изменениях во рту, вследствие приема пищи или сна, и даже когда входишь в дом.

Последователи Имама Ахмада утверждают, что использование сивака — одобряемая процедура перед каждой молитвой, согласно приведенному хадису.

Эта процедура выполняется во время омовения после мытья рук и перед полосканием рта. Также желательно использовать сивак при любых нежелательных изменениях во рту по причине сна или голода, или долгого молчания, или продолжительного разговора, согласно преданию:

كان رسول الله صل الله عليه وسلم إذا قام من الليل يشوص فاه بالسواك

Посланник Аллāҳа ﷺ, когда вставал на ночную молитву, то чистил свой рот сиваком.

Абу Ханифа утверждает, что использование сивака желательно перед каждой молитвой и омовением, а также при пробуждении ото сна. Он сказал: «Сивак вовсе не касается только омовения».

Последователи Имама Шафии настаивают, что использование сивака — не обязанность. Они говорят, что если бы это было обязанностью, то это было бы приказано им, невзирая на то в тягость это или нет. Некоторые же из них сошлись во мнении, что это обязанность.

Что же касается последователей Имама Малика, то он считает, что использование сивака предпочтительно перед полосканием рта, согласно хадису:

لو لا أن أشق على أمتي لأمرتهم بالسواك عند كل وضوء

Если бы я не боялся стать в тягость моему народу, то приказал бы использование сивака перед каждым омовением.

Они добавляют здесь, что только в случае, если ты забыл использовать сивак перед полосканием рта, то тогда рекомендуется это сделать перед молитвой.

Абу Умама передал (да будет доволен им Аллах) слова Посланника Аллаха ﷺ:

Используйте мисвак, так как это очищает рот и дает довольство вами Господа. Ангел Джибрил (мир ему) так часто рекомендовал мне мисвак, что я думал, что это станет фардом *для моей* уммы. *А сам я использую мисвак так много и часто, что даже боюсь за свои зубы.*

Использование сивака во время месяца Рамадан

Сивак — это часть обычаев, которые можно наблюдать постоянно, как следование Сунне Пророка ﷺ, и люди серьезно относятся к сохранению этих обычаев. Однако же во время месяца Рамадан мы наблюдаем повышенный интерес к его использованию. Продиктовано это предотвращением появления неприятного запаха, выходящего изо рта. Но некоторые мусульмане полностью отвергают его использование днем в течение месяца Рамадан, объясняя это тем, что они постятся, а сивак убирает тот запах изо рта, «который приятнее для Аллāҳа, чем запах миска».

Здравый же смысл в том, что постящемуся предписано использование сивака в любое время, как предписано это непостящемуся, а особенно перед омовением и перед молитвой, а также при чтении Корана, при входе в дом, при появлении нежелательного запаха изо рта и после просыпания.

Касательно слов от Пророка ﷺ, что

الخلوف فم الصائم أطيب عند الله تعالى من ريح المسك

...запах изо рта постящегося человека приятнее для Аллāҳа, чем запах миска

и что это противоречит применению сивака во время Рамадана, — это неправильно, потому что многие ученые сошлись во мнении, что этот запах относится ко времени, когда мы предстанем перед Всевышним Аллāҳом

الخلوف فم الصائم أطيب عند الله تعالى

Запах изо рта постящегося человека приятнее для Аллāҳа.

И это упоминается в целом ряде преданий, касающихся именно дня Суда. Сивак не портит этот запах, а, наоборот, увеличивает его приятность перед Всевышним Аллā̄хом. А так как запах изо рта является также и запахом из желудка по причине его пустоты, а не только собственно запахом изо рта, то, следовательно, сивак вовсе не убирает тот запах изо рта, о котором говорится в предании, и никаким образом не касается его.

Многие из ученых высказали мнение, что использование сивака желательно как для постящегося, так и для непостящегося человека в начале и в конце дня,

Это передали Ат-Тирмизи и Ибн Хузейма, а также подтвердил и передал Ал-Бухари, комментируя, что Ибн Умар сказал: «...чистит зубы в начале дня и в конце», основываясь на том, что увидел Амир ибн Рабиа ﵁, который сказал:

رأيت رسول الله صل الله عليه وسلم يستاك وهو صائم

Я видел, как Посланник Аллā̄ха чистит зубы сиваком, будучи постящимся.

В книге «Припасы для будущей жизни» сказано, что сивак желательно использовать постящемуся и непостящемуся в любое время, основываясь на универсальности приведенных преданий и необходимости в этом постящегося человека. А также указал на то, что это — угождение Господу, а довольство Господа во время поста востребовано еще сильнее, чем вне его. К тому же, это очищение рта, а соблюдение чистоты постящимся человеком относится к его лучшим делам. Упоминание о том, что в день Суда Аллā̄ху приятен запах изо рта постящегося — это только ради побуждения к посту, а не ради сохранения неприятного запаха. Напротив, постящийся нуждается в сиваке больше, чем непостящийся.

Отметим еще раз, что сивак, убирая запах изо рта, не отнимает тот, который упоминается как приятный в день Суда. Напротив, постящийся придет в день Суда с запахом изо рта, благоухающим лучше, чем *миск* в качестве награды за его пост, даже если он уберет его при помощи любой процедуры, соответствующей понятию «сивак».

Однако мнение людей заключается в том, что полоскание рта для постящегося — и обязательно и желательно, и что полоскание достигает желаемой цели лучше, чем сивак.

С точки зрения медицины, взгляд большинства ученых на использование сивака постящимся больше всего соответствует основам здорового образа жизни и профилактической медицине. Мы согласимся с доктором Ан-Насими, указавшего в книге «Медицина Пророка», что применение сивака наиболее уместно после пробуждения ото сна, так как некоторые гнилостные процессы происходят во рту во время сна. В это же время оседают на зубах некоторые бактерии, содержащиеся в слюне и вызывающие образование так называемого винного, или зубного, камня по причине застоя слюны во время сна. Поэтому мы узнали, что Пророк ﷺ, когда вставал после сна для ночных молитв, чистил зубы сиваком.

Приведем фетву Шейха Муxаммада ибн Сāлиxа относительно использования сивака во время месяца Рамадан. Ему задали вопрос: «Есть люди, которые не применяют сивак в Рамадан, боясь испортить пост. Разве это правильно? И какое время является предпочтительным для использования сивака в месяце Рамадан?»

Его ответ

Нет оснований для избегания использования сивака в течение дня месяца Рамадан или в любой другой день, в котором человек постится, потому что его применение пришло к нам от Пророка ﷺ, а значит, всячески одобряется. Об этом напоминает нам хадис:

مطهرة للفم مرضاة للرب

...очиститель рта и угождение Господу.

Достоверная и подтвержденная схема его использования: это перед началом омовения, перед молитвой, после пробуждения ото сна и при входе в дом (то есть тут же, как только в него входишь). Пост может быть нарушен, только если в качестве сивака используются вещества, в которые входят пищевые добавки, изменяющие состав твоей слюны, тогда ты просто ее не глотаешь. Так же ты поступаешь, если во время чистки зубов пошла кровь из десны — то тоже просто не глотаешь ее. Если ты смог избежать всего этого, то нет ничего, что нарушает твой пост.

Использование сивака до времени наступления полудня желательно. Относительно же его использования по прошествии полудня правоведы расходятся во мнениях. Часть из них считает, что использовать сивак после полудня постящемуся нежелательно. Доводом в пользу этого являются слова Пророка ﷺ: «Клянусь тем, в чьих руках моя душа, запах со рта постящегося приятнее Аллаху, нежели аромат мускуса» (передал Ал-Бухари).

Согласно их мнению, постящемуся мусульманину не подобает или не желательно устранять запах со рта, поскольку он приятен Аллаху. Это приравнивается ими к крови, которой истекает шахид. Пророк Мухаммад ﷺ сказал о шахидах: «Заверните их в их крови и в одежде. Они будут воскрешены с этим пред Аллахом в Судный день: цвет — цвет крови, запах — аромат мускуса». Поэтому шахид не омывается, с него не смывают следы крови, он погребается в своей одежде и в крови. Эти правоведы провели аналогию с этим.

Но аналогия неверна, поскольку это (положение шахида) занимает особенное место. Некоторые сподвижники говорили: «Я видел, что не считал возможным, — Пророка (мир ему), чистящим рот сиваком во время поста». Таким образом, чистить рот сиваком желательно в течение всего времени поста — в начале и конце дня, а также до наступления времени поста и после него. Пророк завещал придерживаться этой сунны: «Сивак — (приносит) очищение рта и довольство Господа» (хадис достоверный, приводит Ан-Насаи). Здесь Пророк не разделяет время поста от другого.

Юсуф Ал-Карадави.
«Современные фетвы»,
раздел «О посте»

Сивак и способы его использования

Имам Ан-Навави так разъясняет способ использования сивака: «Желательно, чтобы сивак использовался поперек и не использовался вдоль, чтобы не вызвать кровотечение десен. Нужно проводить сиваком по краю зубов и жевательной поверхности коренных зубов, начиная с них; а также чистить внутреннюю часть зубов. Начинать эту процедуру следует с правых коренных зубов, затем переходить к центральным зубам, затем к левой части зубов».

Абу Давуд передал, что:

إذا استكتم فاستاكوا عرضا

Если чистите зубы, то чистите их поперек.

Со слов Ата’ ибн аби Рабаха сказал, что Посланник Аллāха ﷺ сказал:

إذا شربتم فاشربوا مصاً و إذا استكتم فاستاكوا عرضاً

Когда пьете, то пейте всасывая, а когда чистите зубы, то чистите поперек. (Абу-Дауд)

Со слов Рабиа ибн Актама, который рассказал, что Пророк ﷺ:

كان يستاك عرضاً ويشرب مصاً

Чистил зубы поперек, а пил всасывая.

Доктор Мухаммад Али ал-Барр говорит, что этот хадис и все подобные ему относительно чистки зубов поперек — слабые, потому что в цепочке передатчиков отсутствует первый из них.

Однако что означает чистка зубов поперек?

Стоматологи говорят, что направление зубной щетки во время чистки верхних зубов должно быть сверху вниз. И наоборот, зубы нижней челюсти чистятся снизу вверх. Врачи называют это чисткой зубов вдоль, то есть относительно оси зуба.

Так разве то, что пришло к нам от Пророка ﷺ, и то, что понимают ученые под словом «поперек», противоречит друг другу? Или же проблема в выборе оси? Если иметь в виду ось рта, то про упомянутый способ чистки можно сказать «поперек» — и это именно то, о чем говорят врачи и о чем говорится в преданиях от Пророка ﷺ.

В книге «Медицина Пророка» сказано, что сивак, когда он используется в умеренных количествах, придает блеск зубам; освобождает язык, то есть облегчает речь; препятствует порче зубов; делает приятным запах изо рта и очищает мозг. В нем много полезного: он приводит в порядок рот, укрепляет десны, регулирует процессы пищеварения, облегчает речь, побуждает к чтению Корана, поминанию Аллā̄ха и молитве, прогоняет сон, привлекает довольство Господа и увеличивает количество заслуг перед Ним.

Как говорит автор *Мугни ал-мухтадж*, сивак облегчает выход души из тела и напоминает слова свидетельства («Нет бога, кроме Аллā̄ха, и Мух̣аммад — Его Посланник») перед смертью.

Для чистки желательно использовать средний сучок, не слишком сухой, потому что он может поранить, и не слишком влажный, потому что он скользит. Перед применением сивак нужно помыть и раз в день подрезать его кончик. А также необходимо не забывать чистить язык и помнить, что он обязательно требует внимания и заботы.

СИВАК И ЗДОРОВЬЕ

Химический состав сивака

Доказано, что сивак содержит более чем 25 натуральных веществ, без которых зубы не могут быть здоровыми и красивыми: чистящие, дезинфицирующие, вяжущие элементы и другие, препятствующие кровотечению и гниению, а также противомикробные.

Следующие вещества входят в состав сивака:

1. Дубильная кислота

Это вещество препятствует загниванию и считается дезинфицирующим. Также оно известно как кровоостанавливающее, очищает десны и зубы, залечивает небольшие ранки и останавливает течение крови из них. В состав этого вещества также входит производная горчицы, которая оказывает противомикробное действие.

2. Бикарбонат соды содержат волокна сивака. Это вещество чаще всего включается в состав зубных паст, и его свойства были описаны Ассоциацией американских стоматологов (A.D.A.).

3. Сивак содержит вещество, **препятствующее кариесу**. В его состав входят волокна целлюлозы, ряд эфирных масел и душистые смолы.

Сивак — это идеальная группа элементов, которые работают в трех различных направлениях. В эту группу входят алкалоид сальвадорин, хлорид, фтор в больших количествах, двуокись кремния, сера, витамин С, небольшое количество дубильной кислоты, сапонины, стирол, флавоноиды. Содержание фтора известно своим полезным действием. Двуокись кремния входит в состав некоторых видов зубных паст и действует как скраб. Сучки корней деревьев семейства рутовых содержат соединения алкалоидов, которые обладают противомикробным свойством. Сучки корней, добытых из деревьев семейства араковых и некоторых других, содержат натуральные масла, препятствуют образованию газов, гнилостных процессов и действуют как обезболивающие (успокаивающие).

Дубильная кислота, которая находится в подавляющем большинстве сиваков, обладает свойством длительно сохраняться на слизистой оболочке рта и, таким образом, накапливается слой за слоем на поверхности эмали зубов, предохраняя их от кариеса.

Существуют различные виды сиваков. Те, которые добываются из дерева арак, отличаются большой эффективностью в подавлении бактерий, вызывающих кариес, которые в большом количестве содержатся во рту. В то же время ряд видов сиваков обладает выраженным противовоспалительным действием, особенно важным для десен, другие улучшают внешний вид зубов, а есть такие, которые действуют как успокаивающие или как местные анестетики.

Эффективность соединений фтора заключается в увлажнении слоя зубной эмали и проникновении его в те места, которые больше всего подвержены кариесу: это жевательные поверхности зубов и межзубные пространства. Это увлажнение в той мере, в которой оно необходимо, выполняет сок, выходящий из свежих сиваков.

Подводя общий итог, перечислим вещества, составляющие содержимое сивака:

1 — минеральные соли

2 — эфирные масла

3 — сахара

4 — другие вещества, такие как аммиак, кислоты, щелочи и т. п.

В 1406 году хиджры (или в 1986 году н. э.) на отделении провизоров фармацевтического факультета университета короля Сауда в Эр-Рияде группа исследователей под руководством доктора Атифа Муḥаммада Шабаля, доктора ‘Абд Аллāḥа Муḥаммада, доктора Йусуфа ‘Изз ад-дина Хамуды усердно занималась анализом состава корней дерева арак и его изучением. Целью изучения было определение периода воздействия этого состава на рост тех видов микробов, которые содержатся во рту и которые поражают зубы кариесом, разрушая их. Темой исследования являлось также определение воздействия состава сивака на защиту поверхности зубов от ее истончения и растворения, которым они подвергаются по причине воздействия на них кислой среды, образующейся вследствие ферментации бактерий из-за остатков пищи, содержащей углеводы.

После нескольких месяцев исследований было объявлено, что эта группа ученых пришла к медицинскому заключению. Было доказано, что эффективные вещества, содержащиеся в корнях дерева арак, дают зубам естественную защиту против кариеса и разрушения, уничтожая паразитические микроорганизмы и бактерии, которые способствуют этому. Также был сделан вывод о том, что эти вещества обладают удивительной способностью защищать зубы от вредного воздействия кислот.

Здоровые рот и зубы — профилактика общего здоровья

Действительно, рот, с точки зрения своего назначения, — это отверстие для приема пищи, — и поэтому, вследствие его универсальной связи с внешней средой, он становится гостеприимным хозяином для большого количества бактерий, которые называются бактериями полости рта. Среди них — различные виды стафилококков, лактобактерии, актиномицеты (или лучистые грибы), спирохеты, нитевидные бактерии и другие.

Эти бактерии пребывают в бездействующем состоянии у здорового человека и сосуществуют вместе с ним. Но они превращаются в опасные формы, вызывающие различные заболевания, если внутри рта или между зубами остаются следы пищи. Эти бактерии начинают вызывать разрушительные, гнилостные и окислительные процессы в полости рта, отчего и возникает неприятный запах. Это все, безусловно, отрицательно влияет на здоровье зубов, вызывая их разрушение или оседание солей вокруг них, образуя зубной камень или приводя к воспалению и гниению десен. Кроме того, эти бактерии могут перемещаться в глубь организма, вызывая различные воспаления, такие как воспаление желудка и пищевода, а также различные виды опухолей в организме. Попадание этих бактерий внутрь организма может приводить к отравлению крови и ее заражению бактериями и в результате — к различным общевоспалительным заболеваниям.

Следовательно, самое важное, чему нужно уделять особое внимание, — это рот и зубы. Их функция очень важна и их заболевания оказывают влияние на общее состояние здоровья. И вот здесь приходит очередь сивака, которому отводится максимальная роль в облегчении тех несчастий, которые могут доставить зубы. Застаивающаяся слюна содержит соли в концентрированном виде. Если остается какая-либо поверхность, расположенная далеко от естественной очистки при движении языка или искусственной, при использовании таких средств как сивак, то эти соли оседают, особенно в десневых карманах, постепенно образуя то, что называется зубными бляшками.

Вдобавок к этому, бактерии делают свое дело, соединяясь с остатками пищи, особенно сладкой, состоящей из органических кислот, которые растворяют эмаль зуба, а потом и сам зуб. Таким образом, гниение распространяется дальше, захватывая новые области, и невнимание к гигиене полости рта только усугубляет этот процесс.

Возникновение зубного камня — это тоже следствие небрежного отношения к чистке зубов. Зубной камень — так называемые известковые отложения на зубах. Несмотря на то что, казалось бы, известка имеет белый цвет, зубной камень достаточно темный. А все потому, что в его состав, кроме солей кальция, входят остатки пищи, отмершие клетки, бактерии, соли фосфора и железа и т. п. Зубной камень раздражает десны и может привести к повреждению всех тканей, окружающих зуб (пародонтит). Первые симптомы этой болезни — зуд в деснах, их кровоточивость, неприятный запах изо рта. Если не начать лечение вовремя, зубы начнут шататься и выпадут.

Все это только подтверждает чудесные слова Пророка ﷺ:

مالي أراكم تأتوني قلحاً؟ استاكوا

Что со мной? Когда вы приходите ко мне, я вижу у вас на зубах зубной камень. Чистите рот!

Доктор Муҳаммад Али ал-Барр подтверждает, что невнимательное отношение к гигиене рта приводит к воспалению десен и воспалению шейки зуба. Эти воспаления, увеличиваясь с возрастом, приводят к постоянной потере зубов, а также поражению корней зубов и их загниванию. Кроме того, возможно перемещение бактерий из корней зубов в гайморовы пазухи и в кровеносные сосуды, связанные с головным мозгом, что может грозить опухолью головного мозга, воспалением коры головного мозга или другими серьезными осложнениями.

Ту же мысль подтверждает доктор Абд Аллāḥ ас-Саид. Он говорит, что болезни зубов могут привести к опасным осложнениям. Так, если десневой карман заполнен гноем, микробы из него устремляются в кровь и разносятся по всем частям организма, приводя к артриту, воспалению сетчатки глаза и воспалению легких и... даже к инфаркту.

Также заболевания зубов очень часто затрудняют процессы жевания, а, следовательно, желудочный сок не может выполнить свою функцию по перевариванию пищи. Если она не была пережевана как следует, это приводит к затруднению пищеварения.

Кроме того, что зубы выполняют важную эстетическую роль, они очень сильно влияют на психологию человека. Их здоровое состояние очень важно для правильного произношения, а потеря их приводит к нарушению речи.

В четвертом номере журнала «Восточно-германский журнал» за 1961 год была опубликована статья ученого Родата, директора института бактерий в университете города Росток. В этой статье он рассказывает следующее:

> Я прочитал о сиваке, который используют арабы в качестве зубной щетки, в книге одного путешественника. Он посетил эти страны и затронул тему сивака в несколько насмешливой форме, так как посчитал это признаком отсталости народа, который чистит свои зубы кусочком дерева в 20-м веке. ...И я задумался! Почему бы за этим кусочком дерева не стоять научной истине?

И наконец представился удобный случай, когда один из моих коллег из Судана, сотрудничающих со мной в области изучения бактерий, принес мне несколько палочек этого дерева.

Я тут же приступил к их исследованиям. Измельчив и смочив эти палочки, я выложил влажный порошок на посев бактерий. Оказалось, что влияние этого порошка на посев бактерий аналогично влиянию пенициллина. И если люди начали использовать зубную щетку всего лишь 200 лет назад, то мусульмане используют сивак уже 14 столетий.

Возможно, взглянув на химический состав сивака из дерева арак, мы сможем понять причину выбора Благородного Пророка ﷺ и признать, что в основе этого — откровение, которое было ниспослано.

К чудесным наставлениям Пророка ﷺ, касающимся здоровья человека, относится достоверный хадис:

لم يأكل خبزاً مرققاً قط

Он никогда не ел мягкий хлеб.

Имеется в виду хлеб из просеянной белой муки. Пророк ﷺ всегда ел непросеянный хлеб, так как оболочки зерновых культур (отруби) содержат витамины, а также вещество phytate, обозначающее группу органических фосфатов, которые играют важную профилактическую роль, не допуская разрушения зубов. Да будет Пречистым Имя Того, Который научил его этому.

Вот таким образом переплетаются друг с другом наставления и рекомендации Пророка ﷺ по сохранению здоровья полости рта и зубов.

Защите их от зубного камня и разрушения и многого другого!

Ротовая полость и, в частности зубы, играют важную роль в здоровом функционировании человеческого организма. Значение их определяется прежде всего их физиологической функцией — механическая обработка пищи с последующим ее расщеплением с помощью ферментов слюны.

Проблема здоровых зубов всегда интересовала человека. Учение о болезнях зубов возникло давно и своей историей уходит в далекое прошлое. Об этом свидетельствуют египетские папирусы, китайские письмена и труды врачей древней медицины — Гиппократа, Цельса и Галена, в которых отводится значительное место лечению зубов. В период VII-VIII веков наибольшее развитие зубоврачевание получило на Востоке. Передовые врачи арабской медицины уделяли много внимания болезням зубов, которые они лечили общими и частными средствами. В последующие века до наших дней эта область медицины постоянно развивалась, находясь в непрерывном поиске эффективных способов лечения.

Сегодня исследования, проведенные медицинскими и аптекарскими международными центрами, показали, что сивак (веточка от дерева арак, произрастающая только на территории Саудовской Аравии) обладает незаменимыми профилактическими свойствами предупреждения болезней зубной полости рта и ее производных: предотвращая кровоточивость десен, укрепляя структуру зубов.

Знаете ли вы, что сивак содержит больше лекарственных и антибактериальных веществ, чем любая зубная паста промышленного производства? Подсчеты показали, что в ней содержатся

25 естественных различных лечебных компонентов, так необходимых по уходу за нашими зубами.

В Сунне Пророка (мир ему и благословение) зафиксировано более ста хадисов о пользе сивака. Поэтому Имам Санани сказал: «Удивительно, хотя в Сунне Пророка (мир ему и благословение) содержится столь много хадисов на эту тему, мусульмане все равно пренебрегают ими и не пользуются этим средством профилактики». (Субул Салам)

Средневековый ученый Ибн Каййим в книге «Пророческая медицина» перечислил следующие полезные свойства сивака:

- Освежение рта.
- Укрепление зубов.
- Прекращение выделения слизи.
- Улучшение зрения. (Нервы, тянущиеся от корней зубов, так или иначе связаны с соседствующими частями лица человека).
- Удаление зубного камня. (Заметим, что он не удаляется массированием обыкновенной зубной щеткой, так как располагается главным образом в самой шейке зуба).
- Влияет на голосовые связки.
- Способствует процессу пищеварения в желудке.
- Поднимает общий тонус человека.
- Настраивает человека для чтения Корана, поминания Всевышнего, совершения намаза.
- Устраняет вялость организма.
- Восхищает ангелов Всевышнего Аллаха.
- Увеличивает вознаграждение человека за его благие дела в Судный день.

Можно было бы продолжить, но обратимся к современным исследованиям, заключившим, что сивак:

- Превосходное средство профилактики и лечения заболевания кариеса детских зубов, благодаря содержанию в нем флюидных веществ.
- Устраняет пятнистость и крапчатость зубной эмали, благодаря содержанию обесцвечивающих компонентов.
- Отбеливает зубы, благодаря содержанию кремниевых веществ.
- Благодаря содержанию серных и гальванических веществ не дает развиваться бактериям в кромках зубов.
- Полезен при воспалительных процессах и прорезе новых зубов, что обусловлено содержанием триметиламина и витамина D.
- Способствует избавлению от курения.

Шариатом одобряется применение сивака в следующих случаях: при подготовке к омовению, намазу, чтению Корана; при появлении неприятного запаха изо рта постящегося или же после съеденной острой пищи; при долгом молчании, и, наоборот, при продолжительном разговоре; при отходе ко сну и после него; при входе в дом и встрече с семьей; после еды (вначале рекомендуется прополоскать рот водой, удалив остатки пищи, затем использовать веточку сивака); при приближении смертной агонии или непосредственно после смерти человека.

Как известно, болезни лучше всего предотвращать, чем потом их лечить. Сивак в этом смысле является превосходным средством профилактики, укрепляющим ваше здоровье. Здоровых вам зубов и красивых улыбок.

Асадулла Рапиев

Те, кто пользуется сиваком, утверждают, что он является мощным естественным удалителем пятен с зубов, и говорят, что у людей, которые пользуются веточками вместо щетки, зубы более белые и блестящие. Если вы хотите попробовать веточки, то это легко, говорит стоматолог Эрик Шапиро. Вначале осторожно разжуйте веточку, чтобы размягчить ее. Затем старайтесь палочкой во рту снять налет с зубов. В дереве есть масло, которое уменьшит налеты. Потребуется от 5 до 10 минут, чтобы сделать веточку достаточно пластичной для использования, и еще 3–5 минут, чтобы потереть веточкой каждый зуб и вокруг каждого зуба и снять налеты. Что касается времени применения, то оно не имеет ограничений: после сна, после продолжительного молчания или разговора, после еды и т. д.

Современными исследованиями доказано, что сивак содержит в большом количестве биологически активные вещества, полезные для всего организма. Некоторой заменой мисваку, хотя и гораздо менее эффективной, могут служить веточки оливкового дерева, грецкого ореха и некоторых других деревьев.

Приведем несколько рецептов для полоскания рта.

• Одно из самых распространенных и простых средств — розовая вода или сильный настой мяты.

• Отвар из чабреца также освежает дыхание и хорошо устраняет плохой запах изо рта.

• Для профилактики кариеса и болезней десен в Аравии принято жевать кусочки ладана, гуммиарабика или других природных растительных смол. Природные смолы обладают сильными антимикробными и антибактериальными свойствами, помогающими успешно противостоять различным заболеваниям зубов. Они также нормализуют работу желудка и кишечника, что выгодно отличает их от современных жевательных резинок. Кусочки ладана можно сосать, чтобы избавиться от тошноты, вызванной проблемами пищеварения, токсикозом беременных или морской болезнью.

ИССЛЕДОВАНИЯ СИВАКА И ЕГО ПОЛЕЗНЫХ СВОЙСТВ

Сивак лучше зубной щетки

Ученые-стоматологи провели много исследований вокруг сивака, его полезных свойств и его состава. Исследователи, которые изучали сивак, пришли к выводу, что он предпочтительнее зубной щетки. Он выполняет роль зубной щетки и зубной пасты одновременно. Так, его превосходные тонкие волокна отлично подходят для чистки, а так как в нем содержатся еще и дезинфицирующие вещества, то он выполняет и роль зубной пасты; в нем также содержатся мылящие, клейкие, душистые и другие компоненты.

Сивак подобен автоматическому очистителю, который удаляет остатки пищи между зубами и зубной камень. Он отличается от зубной щетки возможностью регулировать его жесткость и густоту в соответствии с потребностью. Это достигается посредством подготовки для применения большей или меньшей длины кончика сивака. К тому же сивак отличается тем, что не царапает десны.

Все это позволяет нам рассматривать сивак как идеальную зубную щетку, снабженную зубной пастой, созданной Господом, содержащей чистящие и дезинфицирующие вещества и превосходящей по своим характеристикам искусственную зубную пасту. Возможно, самая важная из них — это то, что действие зубной пасты продолжается не более 20 минут, затем состояние рта возвращается в прежнее состояние. Что касается сивака, то ожидается, что после его применения уровень бактерий полости рта возвращается в исходное состояние не ранее, чем через 2 часа.

Лучший вид сивака — тот, который обладает острым вкусом. Его привозят из южной области Саудовской Аравии. Его длина после нарезания в среднем 15 см, а диаметр — 1 см и берется обычно из стеблей дерева арак. (Они продаются разной длины и диаметра, а потом режутся согласно желаемой форме). Этот сивак — самый удобный для использования. Он не нуждается в зубной пасте, не говоря уже о его приятном вкусе, освежающем рот и зубы.

Что касается плодов дерева арак, то они укрепляют желудок, улучшают процессы пищеварения, изгоняют мокроту и помогают при болях в спине. А если эти плоды высушить и, измельчив, запивать водой, то они дают мочегонный эффект, очищают мочевой пузырь, а также действуют как закрепляющее при поносе.

Группа стоматологов при Университете короля Сауда в Саудовской Аравии изучила свойства сивака, продажи которого в месяц Рамадан, особенно в Мекке и Медине, резко выросли. Исследования показали, что польза для гигиены рта и здоровья зубов при их чистке сиваком такая же, как и при чистке зубной щеткой, если не выше. Мисвак обладает многими целебными свойствами, эффективными при борьбе с зубным налетом, пародонтозом, кровоточивостью десен, зубной болью.

«Но сивак имеет и другие плюсы. Он также способствует улучшению аппетита и нормализует перистальтические сокращения желудочно-кишечного тракта, помогает детям отучиться от привычки сосать палец, а взрослым — от курения», — считает доктор Халид Алмас, возглавивший эти исследования.

В целом, по мнению ученых, сивак действительно полезнее и эффективнее зубной пасты и обычной щетки. (Агентство «Арабские новости»)

Современная медицина открывает новые тайны сивака

Государственный отдел исследований открыл тайные ингредиенты, входящие в состав палочек сивака, который используется в различных регионах Африки, Азии и в арабских странах для чистки зубов и защиты десен от заболеваний.

Исследование, проводившееся учеными университета Иллинойса и университета Стелленбоса (на юге Африки), открыло, что сивак содержит натуральные противомикробные вещества, препятствующие поражению рта различными заболеваниями; а также вещества, уменьшающие появление полостей в зубе (вследствие разъедания эмали кислотами) и воспаление десен.

Ученые в своих лучших исследованиях, сконцентрированных на открытиях тайных возможностей сивака в очищении зубов, выяснили следующее. Палочки сивака обычно добывают из корней или стеблей местных деревьев и кустарников в странах, которые используют сивак. Как правило, его кончик готовится для использования с помощью пережевывания его, пока он не станет мягким и лохматым, то есть годным для чистки зубов. Эффективность этих палочек полностью соответствует зубной щетке в удалении черного налета, оседающего на зубах, и массировании десен. Это указывает но то, что сиваки являются дешевыми заменителями зубных щеток для трети населения мира, там где их трудно купить или где их нет.

Доктор Кристин, профессор стоматологии университета Иллинойса в Америке, указывает на то, что палочки сивака, используемые, например, в Намибии, содержат шесть сложных составов, убивающих микробы, четыре из которых объединены в общее название вещества diosaberone, а остальные два в вещество goglone или methyl goglone. Эти два ядовитых вещества, присутствующие также в черных орехах, подтверждают, что этот вид сиваков очень эффективен против бактерий, настолько, что достигают эффективности препарата для полоскания рта, известного под названием *листирин*.

В американском журнале, посвященном земледелию и химическому составу пищи американцев, опубликована статья ученых, в которой они говорят о том, что инструменты действия сивака, который известен в Индии под названием «ним», а на Среднем Востоке — как «мисвак», еще не выяснены.

Уже в предыдущем исследовании было доказано, что уровень кариеса среди тех, кто пользуется сиваком, меньше, несмотря на то что пища этих людей зачастую очень богата сахарами и крахмалами. В другом исследовании было отмечено, что эффективность сивака в удалении черного налета на зубах приравнивается к зубной щетке, применяемой для этой же цели.

Группа ученых использовала новейшие биотехнологии для выделения сложного химического состава, присутствующего в сиваке, используемом в Намибии, где защитные механизмы большей части этих растений сконцентрированы в коре или в древесине около нее, и эти деревья, таким образом, уменьшают риск поражения себя различными болезнями.

Учитывая сделанные открытия, доктор Кейд Бьюрел, директор отдела научных исследований в американском университете стоматологии, признает, что это не означает отказа от зубной пасты, содержащей фтор, и зубной щетки. Просто сивак может служить заменой, когда их нет.

Вместе с этим он считает, что те сложные новые составы, открытые в сиваке, который в большом количестве используется деревенскими жителями трети населения Земли, могут стать успешной основой для развития медицины в будущем.

Лечение и профилактика

Доктор Ахмад ‘Усман (Египет), научный консультант по стоматологии, говорит, что сивак — это лучшее лечение и профилактика кариеса как у детей, так и у взрослых, поскольку он содержит фтор. В дополнение к этому, он устраняет пигментацию зубов и пятна на них, так как содержит хлор; отбеливает зубы, так как содержит кремний; защищает их от бактерий, так как содержит вещество бактерин. К тому же, применение сивака способствует заживлению ран, а также трещинок десен и их здоровому развитию, так как содержит триметиламин и витамин С, препятствующий образованию известкового налета.

Доктор Басим Ал-Муншави, профессор и президент отделения лекарственных трав и растений Национального центра исследований (Саудовская Аравия), подтверждает, что современные исследования и изучения доказали, что сивак уничтожает микробы полости рта и зубов, способствующие воспалению десен и кариесу зубов.

Результаты этих исследований выяснили эффективность сивака, продолжающуюся в течение 6–8 часов после использования, в противоположность обычной зубной пасте. Эффективность обычных паст длится не более двух часов, а затем микробы появляются снова.

Существует особый вид бактерий, вызывающих кариес и разрушение зубов. Сивак способен полностью ликвидировать эти бактерии. Они появляются вновь не ранее чем через 10 часов после использования сивака. Также доказано, что использование сивака препятствует развитию анаэробных микробов, способствующих поражению десен и зубов, и действие его в этом отношении продолжается в течение 8 часов, чего не может обеспечить зубная паста.

Эффективность сивака

Доктор Басим Ал-Муншави добавляет, что сивак содержит ряд эффективных веществ. Важнейшее из них в полном смысле этого слова — это серное вещество. Доказано, что это вещество прилипает к слизистой оболочке рта и десен на несколько часов. Действие его состоит в том, что оно работает как естественный биологический щит, защищая рот и зубы от вреда бактерий. И в этом — тайна сохранения и продолжения эффекта действия сивака в течение длительного времени после его использования.

Поэтому рекомендуется использование сивака после еды, после пробуждения ото сна и перед молитвой, так как такой режим приводит к защите рта от микробов в течение всего дня. Можно сделать вывод, что здоровье в целом сильно зависит от состояния рта и зубов, учитывая, что рот — это одни из главных ворот для входа микробов в организм человека.

Сивак также содержит эфирные масла (флавоноиды), которые помогают в защите организма от болезней.

Доктор Муншави рекомендует использовать для сивака корни дерева арак — но только не ветки и не стебли его — так как в этом дереве содержатся эффективные вещества в сбалансированном виде. Для того чтобы определить пригодность сивака к использованию, нужно пожевать маленький кусочек от него. Если возникает ощущение укола или едкого вкуса, то это указывает на то, что эффективные вещества присутствуют. Если же подобные ощущения не возникают, то это означает, что корни все время хранились в месте, открытом для солнечного света. Сивак должен храниться в сухом месте, с низкой влажностью и вдали от прямых лучей солнца, чтобы не терять свои свойства и эффективность.

Доктор Ахмад ‘Умар Хашим, бывший президент университета Ал-Азхар (Каир), так рассказывает о сиваке:

> Посланник Аллāҳа ﷺ чистил свои зубы сиваком по нескольку раз в день в месяце Рамадан. Ал-Бухари в своем сборнике Сахих передал хадис, со слов Умара ибн Рабиа, который сказал: «Я видел, как Посланник Аллāҳа ﷺ — и не могу сосчитать сколько раз — чистил свои зубы сиваком во время поста». Ученые говорят, что сивак не удаляет тот запах изо рта, который для Аллāҳа приятнее, чем запах миска, а только очищает рот и не возбраняется постящемуся равно так же, как и полоскание рта. Напротив, очень

> приветствуется в любое время поста, включая время после полуденной молитвы. Использование сивака очень рекомендуется при любых изменениях во рту, будь то по причине долгого молчания или же по причине еды, оставляющей неприятный запах во рту. Также желательно использовать сивак после пробуждения ото сна и перед каждой молитвой, чтобы запах мусульманина был приятным и свежим в то время, когда он смиренно стоит в молитве».

Доктор Мухсин Мухаммад Салим, профессор истории и цивилизации Ислама университета Ал-Азхар, указывает на то, что Ислам побуждает каждого мусульманина заботиться о своей чистоте (куда, конечно, входит чистота рта и зубов и профилактика против болезней) и подталкивает к использованию сивака, потому что он служит очищающим средством для рта от остатков пищи, которые прилипают к зубам, языку и нёбу.

Перед применением сивак необходимо смочить, а после использования — промыть.

В докладе группы научных исследований университета г. Ростока (Германия), где были подтверждены химические исследования состава сивака, отмечено, что он состоит из: волокон целлюлозы, ряда эфирных масел, минеральных солей (важнейшие из которых — натрия хлорид, пищевая соль, калий хлористый и окись кальция) и некоторых душистых веществ.

Также сивак содержит вяжущие вещества, укрепляющие и дезинфицирующие десны и препятствующие изъязвлению десен и слизистой оболочки полости рта и образованию ранок во рту.

Сивак и Всемирная организация здравоохранения (ВОЗ)

Всемирная организация здравоохранения выразила свое огромное восхищение сиваком и выпустила документ, разъясняющий и растолковывающий его важнейшее значение в защите зубов. Нужно отметить, что эта оценка пришла с опозданием в 14 столетий от медицинских достижений, которые Пророк ﷺ настойчиво прививал своему народу.

В журнале *Steelite* было упомянуто о докторе Йахйа Сухайбе, профессоре стоматологии, который принимает участие в программе «Лекарственные травы и молодежь» каирского телевидения. Он отметил, что доклад ВОЗ подтверждает свойства сивака, как нечто близкое к свойствам горчицы, обладающей способностью убивать микробы в полости рта и препятствовать отложению известкового налета на зубах. В дополнение к этому было отмечено, что сивак делает приятным запах изо рта, активизирует кровообращение десен, обладает сильными дезинфицирующими свойствами и помогает больным сахарным диабетом, так как препятствует кровоточивости десен.

Доктор Яхйа также добавил, что наше знание о том, что необходимо чистить зубы зубной щеткой два или три раза в день — ошибочное. Необходимо чистить зубы после приема какой бы то ни было пищи, даже если ее количество было очень маленьким. Чистка зубов зубной щеткой должна продолжаться в течение 7 минут и не меньше, даже если на зубах нет никаких видимых остатков еды.

И, конечно же, кто сможет носить с собой весь день зубную щетку и зубную пасту? Однако носить с собой сивак легко, куда бы вы ни пошли.

В последние годы исследователи в области стоматологии как на Западе, так и в арабских странах активно привлекают средства народной медицины для лечения различных заболеваний полости рта. В своих исследованиях они обратили внимание на полезные свойства дерева ал-арак, которое произрастает в Пакистане, на Аравийском полуострове и в некоторых других странах Востока. Именно из ветвей и корней этого дерева с давних времен мусульмане делают специальные зубочистки — сивак. Название этих зубочисток произошло от арабского слова «сака» — «тереть». О полезных свойствах сивака говорил Пророк Мухаммад ﷺ: «Сивак — это очищение для рта, и за его использование человек получает благословение от Аллаха». Сподвижники Пророка ﷺ передали, что когда он просыпался, то чистил зубы сиваком.

Посланник Аллаха ﷺ также сказал: «Если бы я не опасался обременить свою умму, то повелел бы верующим использовать сивак перед каждым намазом». Имам Абу Ханифа, один из выдающихся исламских теологов, говорил: «Наилучшее, что можно использовать для очищения полости рта, — это сивак. Это облегчает разговор, способствует красноречию, правильности речи, устраняет неприятный запах изо рта». Сунна — использовать сивак после пробуждения от сна, перед совершением осовения (*ал-вуду’*), перед совершением намаза и чтением Корана, а также при неприятном запахе изо рта. Мусульманин, использующий сивак перед совершением намаза, получает большее вознаграждение за эту молитву. Также передано, что применение сивака напоминает человеку о произнесении исламских свидетельств (*шахада*) перед смертью.

Постоянное использование сивака помогает очистить зубы, укрепляет десны, удаляет различные пятна и налет, положительно влияет на состояние слизистой оболочки, улучшает речь, препятствует появлению седых волос, удаляет мокроту, улучшает зрение, а также работу желудка и кишечника.

Стоматологи западных стран лабораторным способом доказали, что дерево ал-арак содержит большое количество химических веществ, которые играют важную роль в сохранении зубов. Опытным путем установлено, что это дерево обладает антибактериальными, противовоспалительными свойствами и способствует лечению гингивита (воспаления десен), глоссита (воспаления языка), пародонтоза и других заболеваний слизистой оболочки рта и благодаря содержанию фтора оказывает противокариесное действие.

Ветви и корни дерева ал-арак содержат в большом количестве танин, который предотвращает кровоточивость десен. Американские ученые установили, что однократное использование сивака убивает до 80% болезнетворных микробов. При исследованиях не выявлено побочных эффектов использования сивака.

Ныне различными фирмами выпускаются зубные пасты, где использованы полезные свойства дерева ал-арак.

Из газеты «Нурул Ислам»

Сивак — это лекарство, а сигареты — это болезнь

В научном докладе и исследованиях доктора Рами Мухаммада Дияби, докладе очень длинном и подробном, были доказаны преимущества использования сивака. Он является лекарством для полости рта и зубов в противоположность сигаретам, которые вызывают болезни в общем как для рта, так и для тела.

Эти исследования и теории были основаны на следующем:

1. Особенность привычки, которая является общей как для людей, пользующихся сиваком, так и для любителей сигарет в отношении физиологии и механики, а также взаимозависимость между ртом и рукой с точки зрения этой привычки.

2. Сивак — это хорошо действующий способ в лечении пристрастия к сигаретам, а особенно тот вид сивака, у которого острый вкус.

3. Полезное воздействие сивака на здоровье в противоположность пагубному воздействию сигарет.

4. Курение — запрещается Исламом, а использование сивака — одобряется и поощряется. Если мы оставляем без внимания что-либо из того, к чему призывал нас Пророк ﷺ, то это место обязательно занимает какое-либо нововведение.

Доктор Рами Мухаммад в этой работе очень подробно и понятно все разъяснил. Подводя общий итог, он говорит:

> Сивак, с точки зрения чисто научной, — это проблема, которая выходит из раздела каких-либо подозрений и вопросов, вызывающих сомнение, которыми я был окружен раньше со

стороны тех, кто имел обыкновение нападать на каждую научную проблему, освещающую достижения древней истории мусульман.

Так пусть же, наконец, в продвинутых странах взойдут на престол натуральные и эффективные средства, как для здоровья тела в общем, так и для здоровья рта в частности. Особенно сейчас, когда современная медицина вновь вернулась к тому, чтобы подтвердить старую пословицу: «Рот — это зеркало тела», то есть здоровье тела заключается в здоровье рта.

В настоящее время важность темы, связанной с использованием сивака, уже переходит из плоскости медицины, благодаря огромному значению сивака для здоровья, в плоскость экономики. Это потому, что сивак — потребительский товар и может быть использован в производстве многочисленных веществ, имеющих отношение как к стоматологии, так и находящим применение в народной медицине. Даже изготавливаются специальные упаковки для сивака, наподобие тюбиков, из которых можно выдавить состав, содержащий сивак, на пластиковую зубную щетку. И многое другое. К этому добавляется его использование в народной медицине как естественное противозачаточное средство, используемое в виде настоя, как это пришло от большого количества людей из Кувейта и Аллязикии (место в Сирии). Также сивак находит применение как дезинфицирующее кишечное средство и как дезинфицирующее средство для полоскания горла. В наше время из него изготавливают напитки, в которых сивак присутствует в качестве ингредиента, а также приправы, в которых он находится в составе смесей; из него изготавливают растворы, устраняющие запах изо рта, и средства, усиливающие потенцию.

Следовательно, сивак способен оправдать себя с экономической точки зрения, заняв место табака как в отношении прибыли с продаж, так и с налогов для государств.

Сегодня Запад ожидает от нас разговоров на темы, понятные им. Поэтому вместе с окончанием этого научного исследования, которое предстоит провести, опираясь на академические методы, с целью подтверждения всего, что собрано о сиваке — с помощью Аллāха, — у мусульман появится возможность обратиться к Западу. Обратиться, чтобы сообщить, что Аллāх уже ниспослал лекарство за много столетий до того, как была открыта болезнь! И это — капля в море милостей Ислама для этого мира!

То, что пришло к нам через Пророка ﷺ, это — милость, чтобы направить мир в лечении всех болезней души и тела... еще много столетий назад.

ПОДВЕДЕМ ИТОГ ПОЛЕЗНЫМ СВОЙСТВАМ СИВАКА

Здесь мы перечислим то, что пришло к нам от Пророка ﷺ и исламского наследия, а также то, что открыла современная медицина в последнее время.

Итак, вот что мы можем перечислить из свойств сивака, применение которого:

1) улучшает запах изо рта;

2) укрепляет десны;

3) избавляет от слизи;

4) улучшает зрение;

5) убирает зубной камень;

6) оздоравливает желудок;

7) делает чище голос;

8) регулирует пищеварение;

9) облегчает артикуляцию;

10) стимулирует к чтению Корана, к упоминанию Аллāҳа, к молитве;

11) прогоняет сон;

12) угождает Господу;

13) восхищает ангелов;

14) увеличивает заслуги перед Аллāҳом;

15) самое лучшее лечение и профилактика кариеса зубов у детей, так как содержит фтор;

16) убирает пигментацию и пятна на зубах, так как содержит хлор;

17) отбеливает зубы, так как содержит двуокись кремния;

18) защищает зубы от бактерий, вызывающих кариес, так как содержит серу и щелочные элементы;

19) заживляет раны и трещинки десен и помогает им хорошо развиваться, так как содержит триметиламин и витамин С;

20) лучший способ бросить курить;

21) успокаивает нервы.

В заключение отметим, что сивак используется в виде водного настоя с давних времен и применяется для поддержания в здоровом состоянии десневого края, примыкающего к зубам, так как это важнейшая проблема, касающаяся здоровья полости рта и зубов. Сивак также отбеливает зубы и сохраняет здоровье вкусовых рецепторов, продлевая их жизнь.

Он помогает избавиться от систематических слизистых выделений из носа в относительно короткий период.

К тому же, сивак обладает приятным ароматом и довольно быстро устраняет дурной запах изо рта.

Некоторые иностранцы — в Европе и в Америке, из тех, кто не принимает убеждения Ислама, — уже поняли пользу сивака и начали его использовать. Однако он продается там очень дорого. Ряд компаний специализируется на его продаже, принимая во внимание вышеперечисленные свойства и выгоды.

Современная наука будет продолжать добиваться новых открытий, касающихся сивака, полезные свойства которого были открыты еще во времена Пророка ﷺ, более чем 1400 лет назад. Запад, рано или поздно, узнает, что Ислам опередил в этой замечательной истине все другие культуры.

СОДЕРЖАНИЕ

Ибн Мирзакарим ал-Карнаки

ЛЕЧЕНИЕ СИВАКОМ
Самый эффективный способ ухода за зубами

Серия: *«Чудо медицины Пророка ﷺ»*

Ответственный за выпуск *С. С. Раимов*
Научный редактор *Х. А. Мадраимов*
Редактор *А. Г. Кудряшова*
Художественный редактор *И. Н. Фатуллаев*
Оформление *К. Б. Муганлинский*
Корректор *Л. Г. Алешичева*
Верстка *М. В. Вдовин*

Подписано в печать 21.11.11. Гарнитура «Baltica».
Формат 84×108 1/32. Усл. печ. л. 3,36. Печать офсетная.
Доп. тираж 5000 экз. Заказ № 3424-1.

ООО «Издательство «ДИЛЯ»
198095, Санкт-Петербург, Митрофаньевское ш., д. 18, лит. «Ж».

Отпечатано по технологии CtP
в ИПК ООО «Ленинградское издательство».
194044, Санкт-Петербург, ул. Менделеевская, д. 9.
Телефон/факс: (812) 495-56-10

ИЗДАТЕЛЬСТВО «**ДИЛЯ**»
ПРЕДЛАГАЕТ:

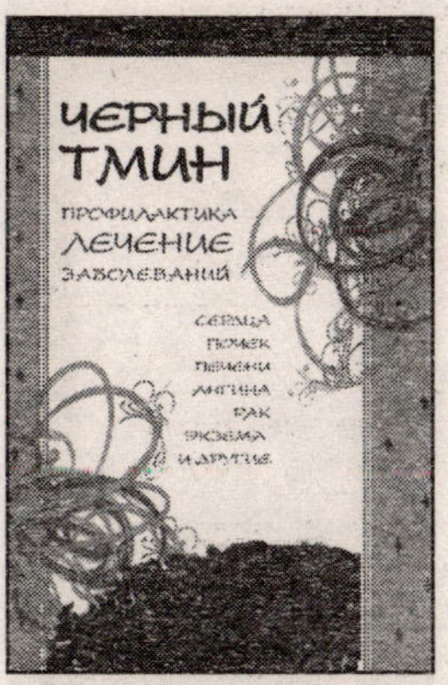

ЧЕРНЫЙ ТМИН
ПРОФИЛАКТИКА,
ЛЕЧЕНИЕ ЗАБОЛЕВАНИЙ

Формат 84× 108/32, объем 96 с.

В данной книге приведены рецепты лечения различных болезней с использованием черного тмина, а также косметические и кулинарные рецепты. И неважно, какую религию вы исповедуете, самое главное, черный тмин — лекарство, дарованное Богом.

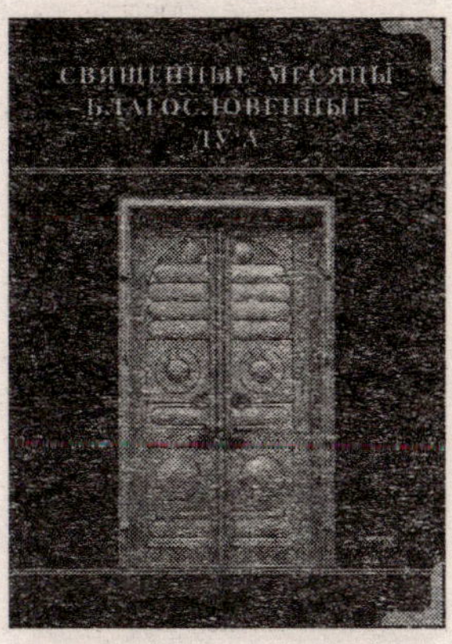

СВЯЩЕННЫЕ МЕСЯЦЫ
И БЛАГОСЛОВЕННЫЕ ДУ'Ā
Сост. Д. Сарварова

Формат 70× 10/16, объем 480 с.

В книге приводятся разнообразные ду'ā, которые важно произносить в определенные месяцы и по определенным случаям, перечислены Прекрасные Имена Аллāха и достохвальные имена Посланника Аллāха.

ИЗДАТЕЛЬСТВО «ДИЛЯ» ПРЕДЛАГАЕТ:

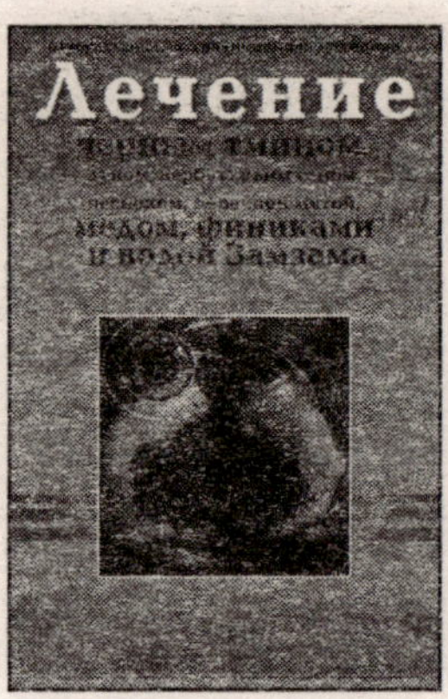

ЛЕЧЕНИЕ ЧЕРНЫМ ТМИНОМ, ЛУКОМ, ВЕРБЛЮЖЬИМ СЕНОМ, ЧЕСНОКОМ, ПЕРЕЧНОЙ МЯТОЙ, МЕДОМ, ФИНИКАМИ И ВОДОЙ ЗАМЗАМА

Формат 84× 108/32, объем 112 с.

Рассказывается о лечении различных болезней средствами, указанными Посланником Аллāха ﷺ.

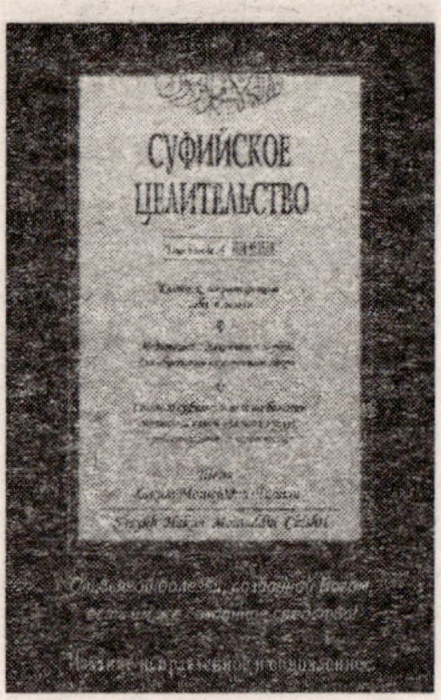

Шейх Хаким Моинуддин Чишти

СУФИЙСКОЕ ЦЕЛИТЕЛЬСТВО
Изд. испр. и обновл.

Формат 70× 100/16, объем 208 с.

Раскрывается суфийское представление о здоровье и природе болезней, о значении поста и пищи, о природных лекарствах. Представлены гомеопатические рецепты лечения распространенных заболеваний.

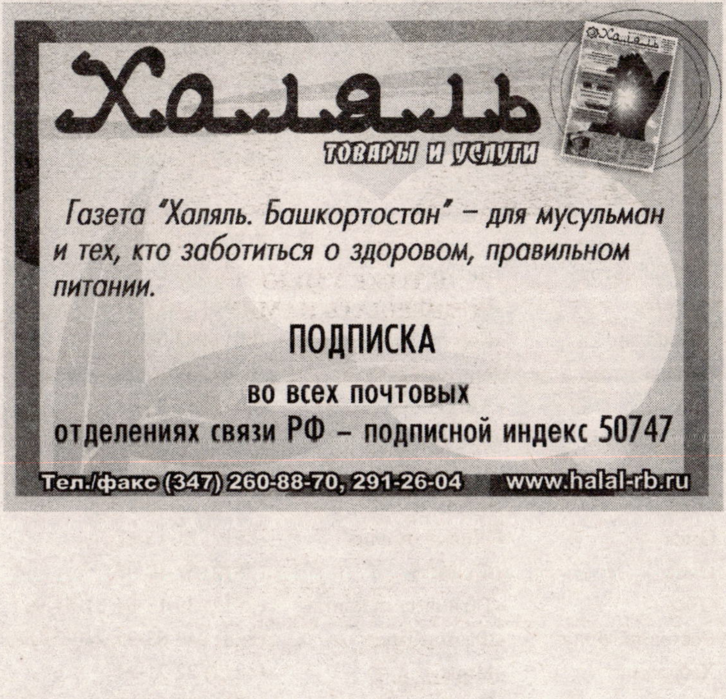

Книги
«Издательства «ДИЛЯ
можно приобрести

Москва	«Фирма «Диля»	(499) 261-73-96
Санкт-Петербург	«Фирма «Диля»	(812) 378-39-29, 378-63-52
Санкт-Петербург	«Фирма «Диля»	ДК им. Крупской, Павильон № 33, 8 (952) 217-72-12
Казань	«Таис»	(8432) 72-34-55, 93-54-82
Казань	«Инсан Медиа групп»	8(904) 712-24-69, 8(905) 020-30-21
Екатеринбург	«Литур-Е»	(343) 355-06-83
Иркутск	«ПродаЛит»	(3952) 24-17-77
Краснодар	«Когорта»	(861) 262-54-97
Самара	«Метида»	(846) 959-39-22
Уфа	«Азия»	(3472) 50-39-00
Новосибирск	«Топ-Книга»	(383) 336-10-26, 336-10-27
Киев	ЧП «Петров»	(044) 230-81-54
Омск	«Водолей»	(3812) 32-08-77
Омск	«Живые мысли»	(3812) 21-15-47
Омск	«Финист»	(3812) 67-17-97
Омск	«Техническая книга»	(3812) 30-13-64, 31-54-69
Ростов-на-Дону	«Фаэтон-Пресс»	(863) 240-83-25, 240-74-88
Хабаровск	«Мирс»	(4212) 22-71-24
Челябинск	«Интерсервис»	(3511) 721-94-74
Мурманск	«Тезей»	(8152) 43-76-94, 45-69-82
Махачкала	«Даг книга Сервис»	(8722) 67-87-37, 93-87-37
Нальчик	«Исламские товары России»	(8662) 42-17-34, 42-61-35